I0391108

MUSCULAR SYSTEM BLACK and WHITE Picture BOOK

GUIDE FOR THE MUSCULAR SYSTEM

*New for 2016

By: Pamphlet Books

DEDICATION

I would like to dedicate this picture book to all the people in the medical field.

STUDYING THE MUSCULAR SYSTEM

Studying and remembering the muscular system can be overwhelming!

The beautifully illustrated Muscular System Black and White Picture Book is just what the doctor ordered for Medical Students, CNA's, EMT's, Paramedics, Medical technology, Nursing Students, Students of anatomy, Psychology, Nurses, Sports Trainers, Specialists, Educators, Biology, Fitness education, Practitioners, Chiropractors, Reflexologist, Researchers, Health administration, Therapists, Anatomists, Physiology, Injury Attorneys, and other Health Care providers.

The precise clear labeling of the anterior, lateral, posterior and deep muscles of the head, arm, hand, upper body, leg, and foot is clearly labeled for quick recognition of that particular muscle.

Benefit from realistic quick reference illustrations of the muscular system.

Cut = **
Extensor = ex.
Flexor = fl.
Ligament = l.
Ligaments = l.l.
Muscle = m.
Muscles = m.m.

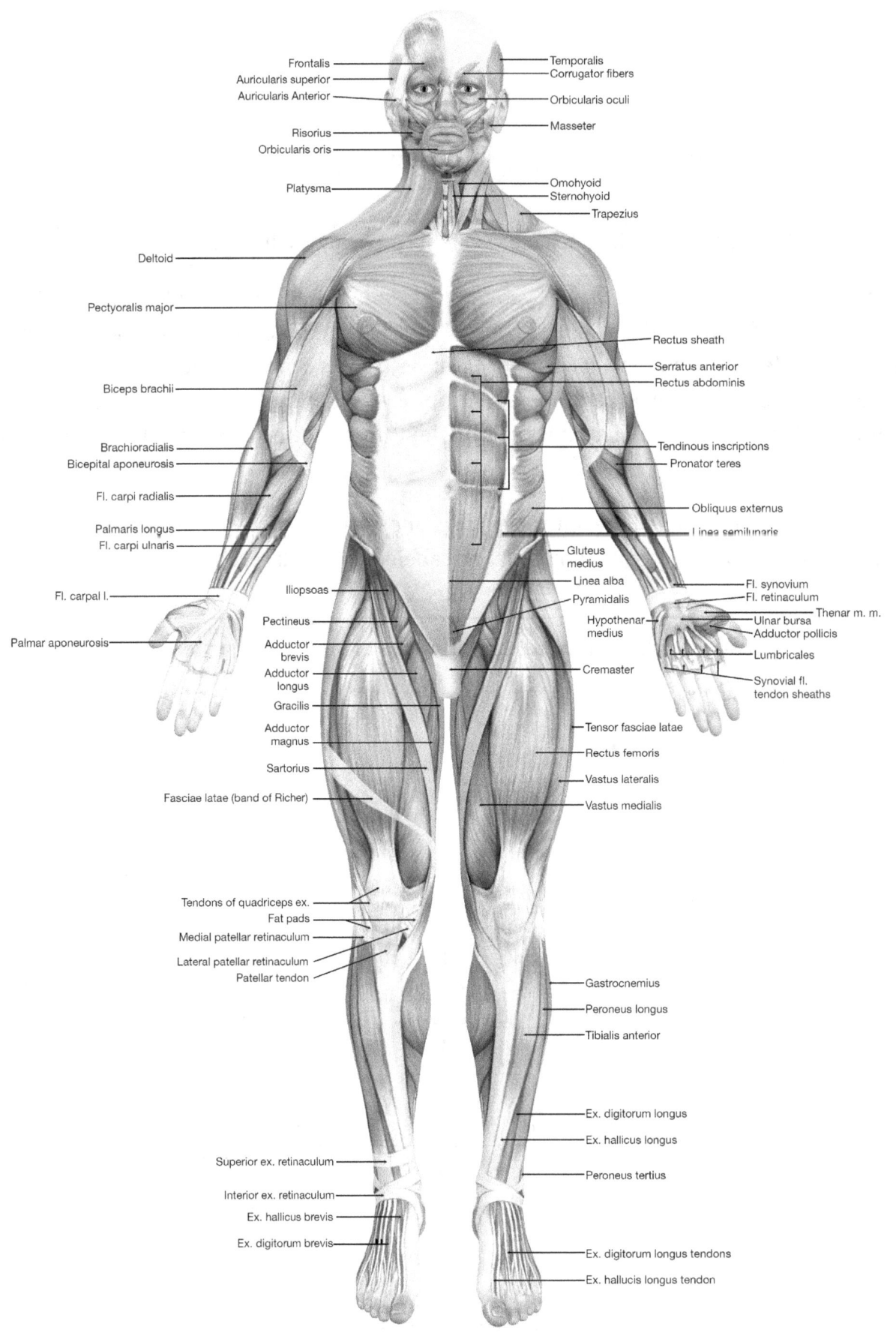

Frontalis
Auricularis superior
Auricularis Anterior

Risorius
Orbicularis oris

Platysma

Deltoid

Pectyoralis major

Biceps brachii

Brachioradialis
Bicepital aponeurosis

Fl. carpi radialis

Palmaris longus
Fl. carpi ulnaris

Fl. carpal l.

Palmar aponeurosis

Temporalis
Corrugator fibers

Orbicularis oculi

Masseter

Omohyoid
Sternohyoid
Trapezius

Rectus sheath
Serratus anterior
Rectus abdominis

Tendinous inscriptions
Pronator teres

Obliquus externus
Linea semilunaris

Gluteus
medius
Linea alba
Pyramidalis
Hypothenar
medius

Fl. synovium
Fl. retinaculum
Thenar m. m.
Ulnar bursa
Adductor pollicis
Lumbricales
Synovial fl.
tendon sheaths

Iliopsoas
Pectineus
Adductor
brevis
Adductor
longus
Gracilis
Adductor
magnus
Sartorius

Fasciae latae (band of Richer)

Cremaster

Tensor fasciae latae
Rectus femoris
Vastus lateralis
Vastus medialis

Tendons of quadriceps ex.
Fat pads
Medial patellar retinaculum
Lateral patellar retinaculum
Patellar tendon

Gastrocnemius
Peroneus longus
Tibialis anterior

Ex. digitorum longus
Ex. hallicus longus

Superior ex. retinaculum

Interior ex. retinaculum
Ex. hallicus brevis
Ex. digitorum brevis

Peroneus tertius

Ex. digitorum longus tendons
Ex. hallucis longus tendon

ANTERIOR MUSCLES

PAGE | 1

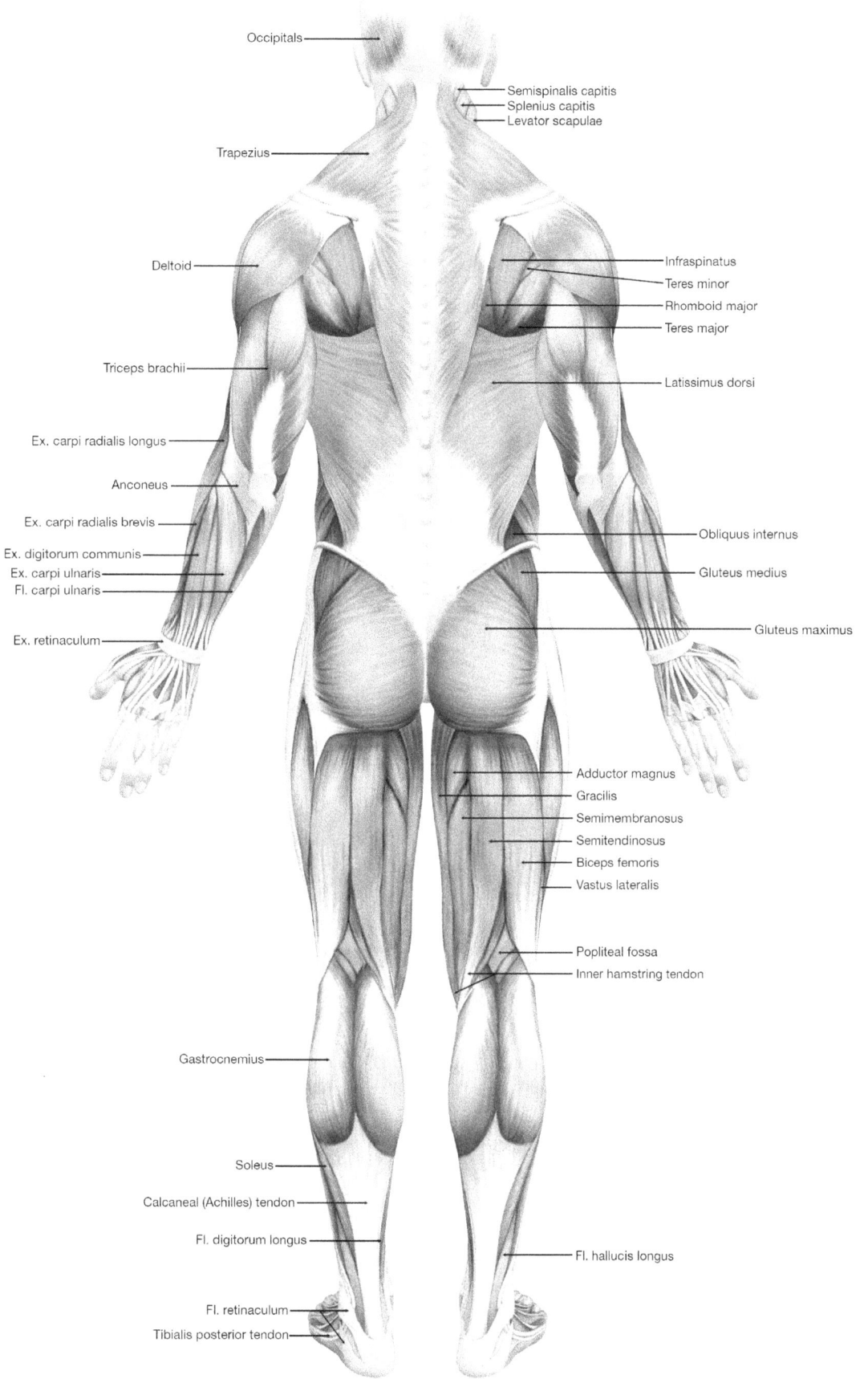

Occipitals

Semispinalis capitis
Splenius capitis
Levator scapulae

Trapezius

Deltoid

Infraspinatus
Teres minor
Rhomboid major
Teres major

Triceps brachii

Latissimus dorsi

Ex. carpi radialis longus

Anconeus

Ex. carpi radialis brevis

Ex. digitorum communis
Ex. carpi ulnaris
Fl. carpi ulnaris

Obliquus internus

Gluteus medius

Ex. retinaculum

Gluteus maximus

Adductor magnus
Gracilis
Semimembranosus
Semitendinosus
Biceps femoris
Vastus lateralis

Popliteal fossa
Inner hamstring tendon

Gastrocnemius

Soleus

Calcaneal (Achilles) tendon

Fl. digitorum longus

Fl. hallucis longus

Fl. retinaculum
Tibialis posterior tendon

POSTERIOR MUSCLES

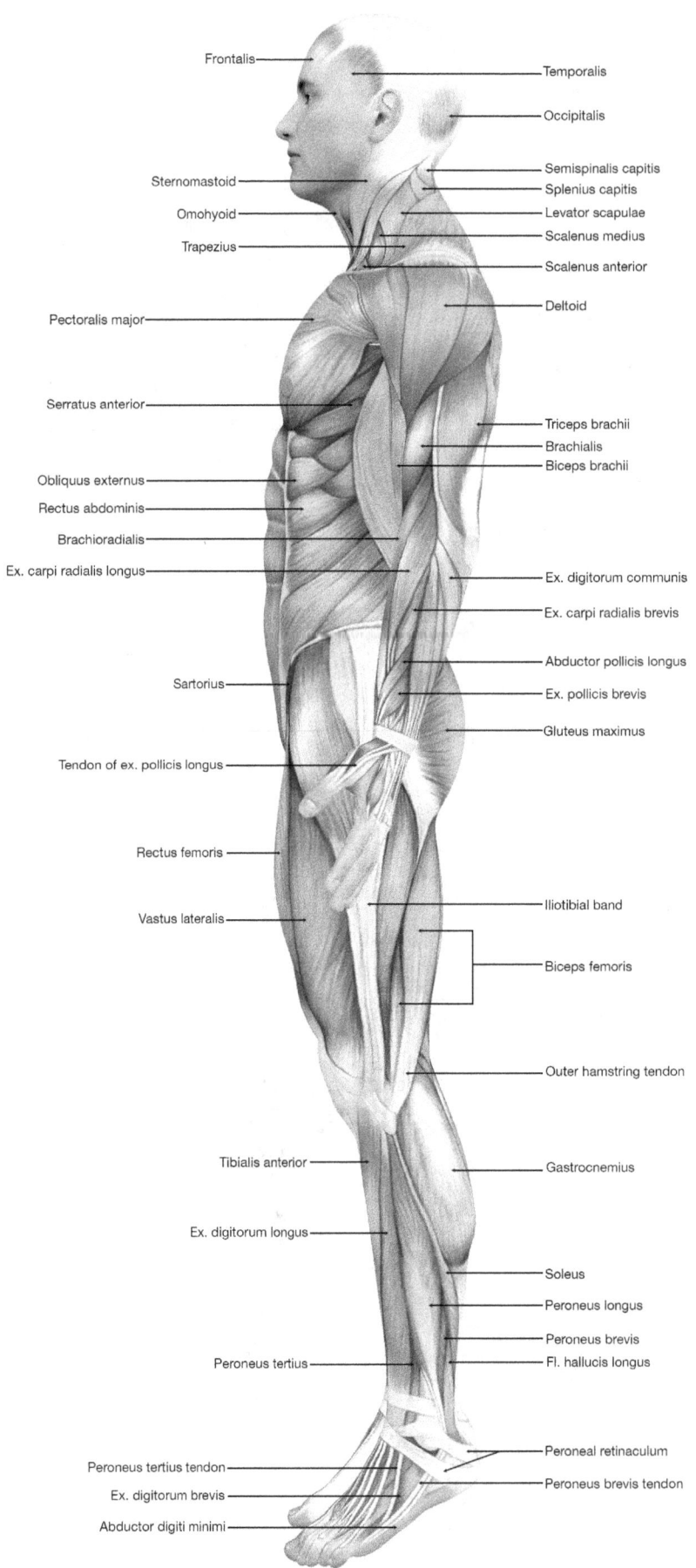

Frontalis
Temporalis
Occipitalis
Semispinalis capitis
Sternomastoid
Splenius capitis
Omohyoid
Levator scapulae
Trapezius
Scalenus medius
Scalenus anterior
Pectoralis major
Deltoid
Serratus anterior
Triceps brachii
Brachialis
Biceps brachii
Obliquus externus
Rectus abdominis
Brachioradialis
Ex. carpi radialis longus
Ex. digitorum communis
Ex. carpi radialis brevis
Abductor pollicis longus
Ex. pollicis brevis
Sartorius
Gluteus maximus
Tendon of ex. pollicis longus
Rectus femoris
Iliotibial band
Vastus lateralis
Biceps femoris
Outer hamstring tendon
Tibialis anterior
Gastrocnemius
Ex. digitorum longus
Soleus
Peroneus longus
Peroneus brevis
Peroneus tertius
Fl. hallucis longus
Peroneal retinaculum
Peroneus tertius tendon
Ex. digitorum brevis
Peroneus brevis tendon
Abductor digiti minimi

LATERAL MUSCLES

PAGE | 3

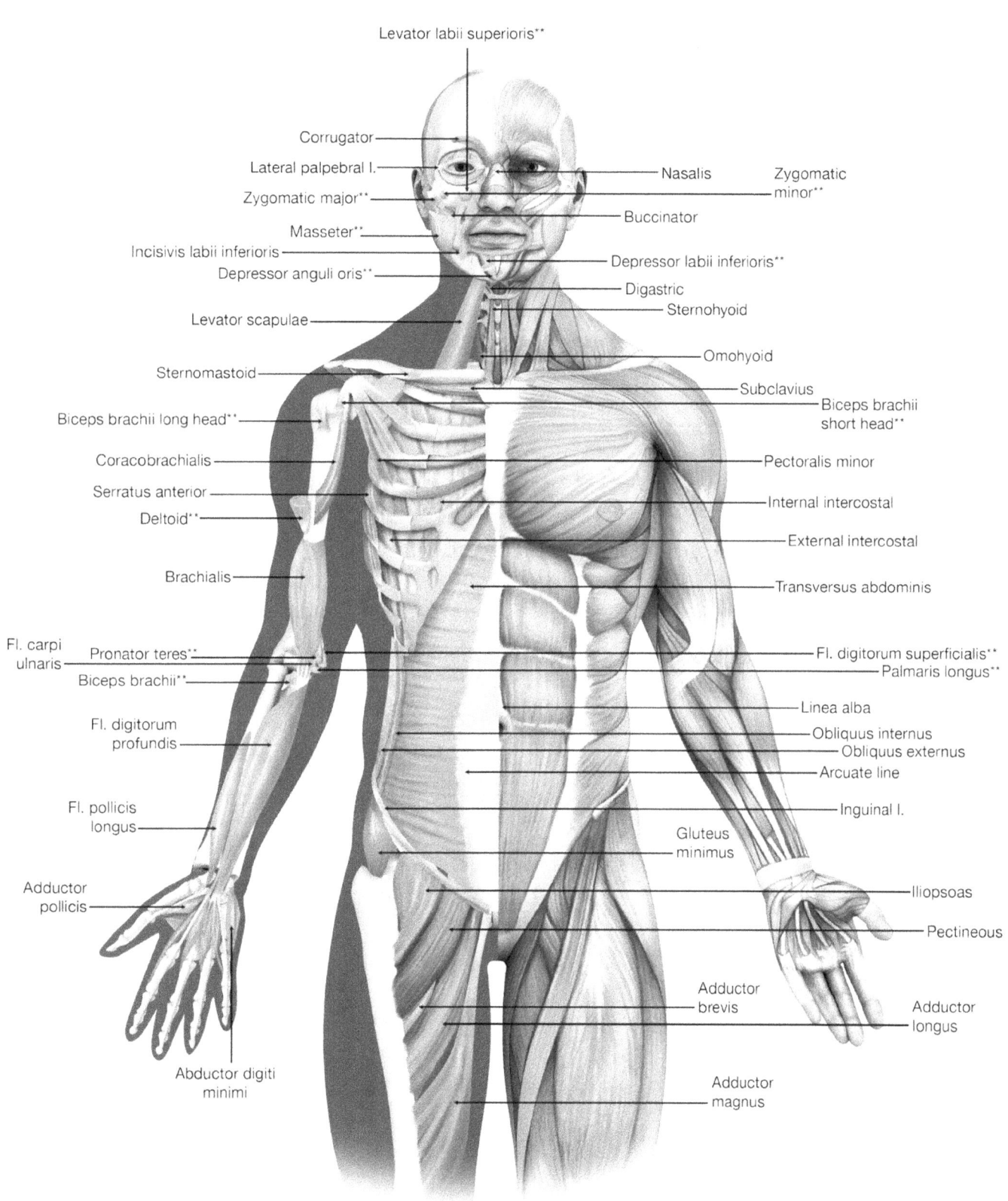

Levator labii superioris**

Corrugator

Lateral palpebral l.

Zygomatic major**

Masseter**

Incisivis labii inferioris

Depressor anguli oris**

Levator scapulae

Sternomastoid

Biceps brachii long head**

Coracobrachialis

Serratus anterior

Deltoid**

Brachialis

Fl. carpi ulnaris

Pronator teres**

Biceps brachii**

Fl. digitorum profundis

Fl. pollicis longus

Adductor pollicis

Abductor digiti minimi

Nasalis

Zygomatic minor**

Buccinator

Depressor labii inferioris**

Digastric

Sternohyoid

Omohyoid

Subclavius

Biceps brachii short head**

Pectoralis minor

Internal intercostal

External intercostal

Transversus abdominis

Fl. digitorum superficialis**

Palmaris longus**

Linea alba

Obliquus internus

Obliquus externus

Arcuate line

Inguinal l.

Gluteus minimus

Iliopsoas

Pectineous

Adductor brevis

Adductor longus

Adductor magnus

DEEP MUSCLES ANTERIOR

PAGE | 4

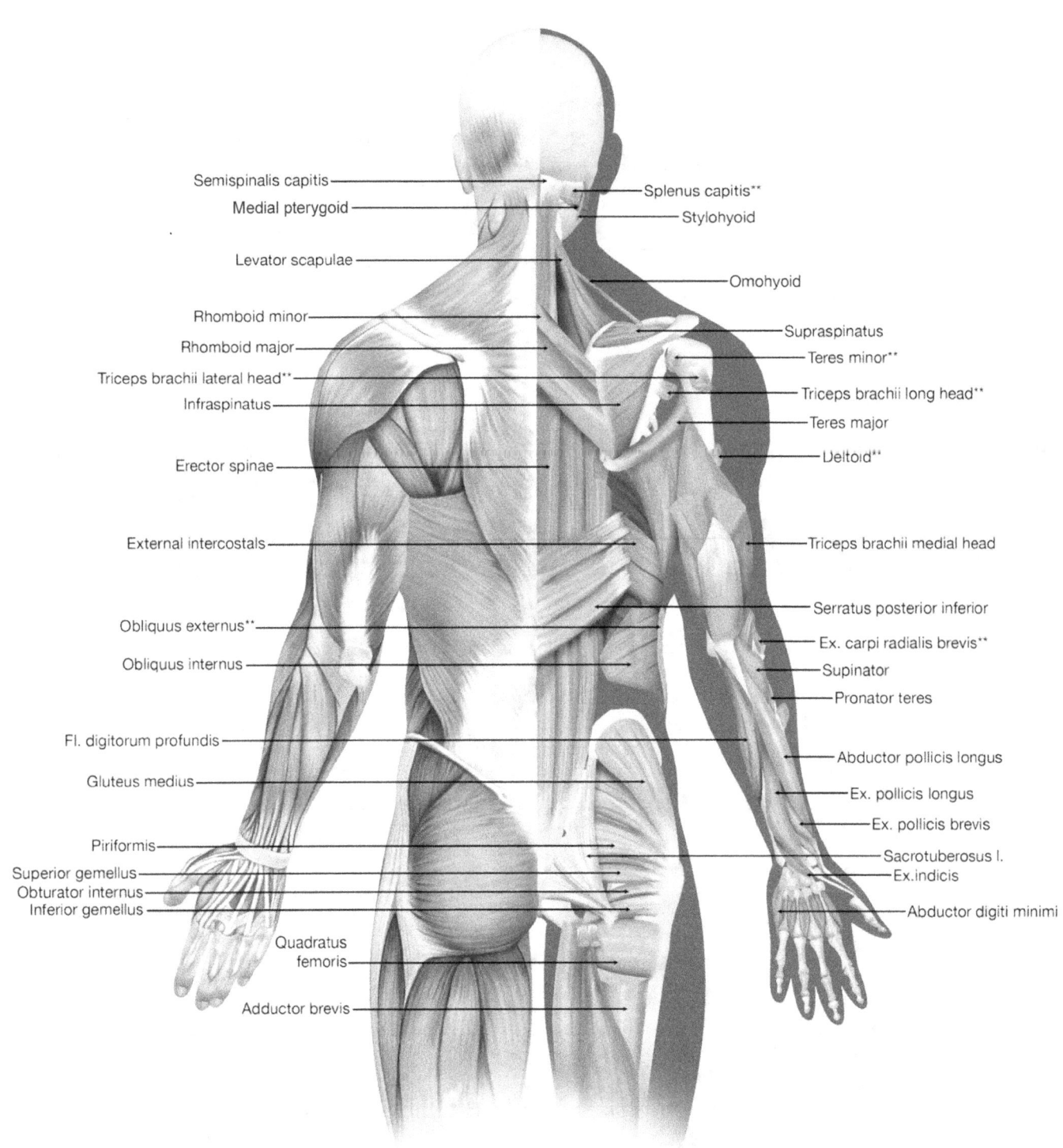

Semispinalis capitis
Medial pterygoid
Levator scapulae
Rhomboid minor
Rhomboid major
Triceps brachii lateral head**
Infraspinatus
Erector spinae
External intercostals
Obliquus externus**
Obliquus internus
Fl. digitorum profundis
Gluteus medius
Piriformis
Superior gemellus
Obturator internus
Inferior gemellus
Quadratus femoris
Adductor brevis

Splenus capitis**
Stylohyoid
Omohyoid
Supraspinatus
Teres minor**
Triceps brachii long head**
Teres major
Deltoid**
Triceps brachii medial head
Serratus posterior inferior
Ex. carpi radialis brevis**
Supinator
Pronator teres
Abductor pollicis longus
Ex. pollicis longus
Ex. pollicis brevis
Sacrotuberosus l.
Ex.indicis
Abductor digiti minimi

POSTERIOR DEEP MUSCLES

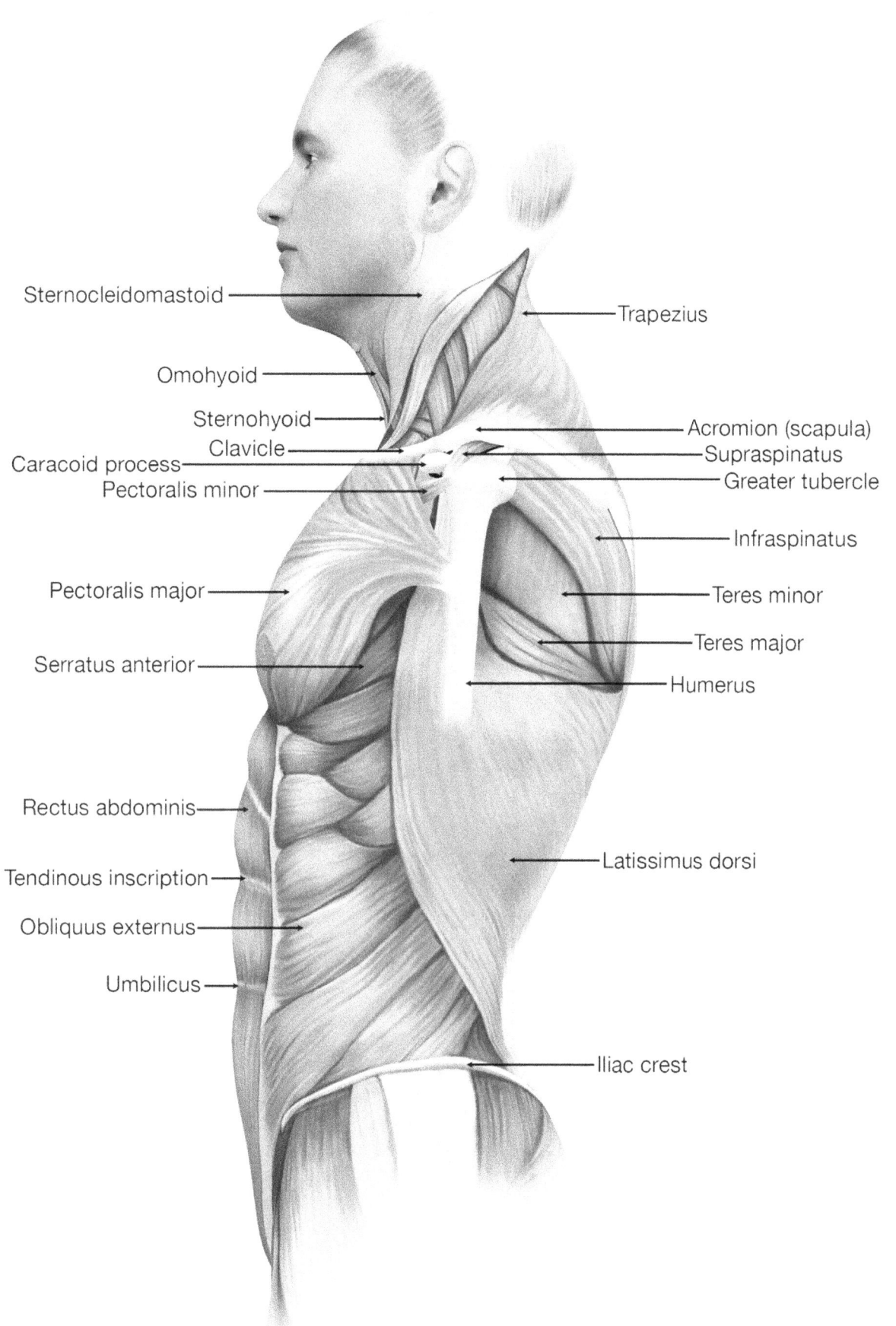

Sternocleidomastoid

Trapezius

Omohyoid

Sternohyoid

Acromion (scapula)

Clavicle

Supraspinatus

Caracoid process

Greater tubercle

Pectoralis minor

Infraspinatus

Pectoralis major

Teres minor

Serratus anterior

Teres major

Humerus

Rectus abdominis

Latissimus dorsi

Tendinous inscription

Obliquus externus

Umbilicus

Iliac crest

LATERAL DEEP MUSCLES

Galea aponeurotica

Frontalis

Temporalis

Orbicularis oculi

Nasalis

Levator labii
alaeque nasi

Levator labii
superioris

Zygomatic minor

Zygomatic major

Buccinator

Orbicularis oris

Masseter

Mentalis

Depressor anguli oris

Corrugator
Levator palpebrae
Superior tarsus

Levator labii
alaeque nasi**

Zygomatic minor**

Buccinator

Levator anguli oris

Muscular node

Masseter**

Mentalis**

HEAD ANTERIOR MUSCLES

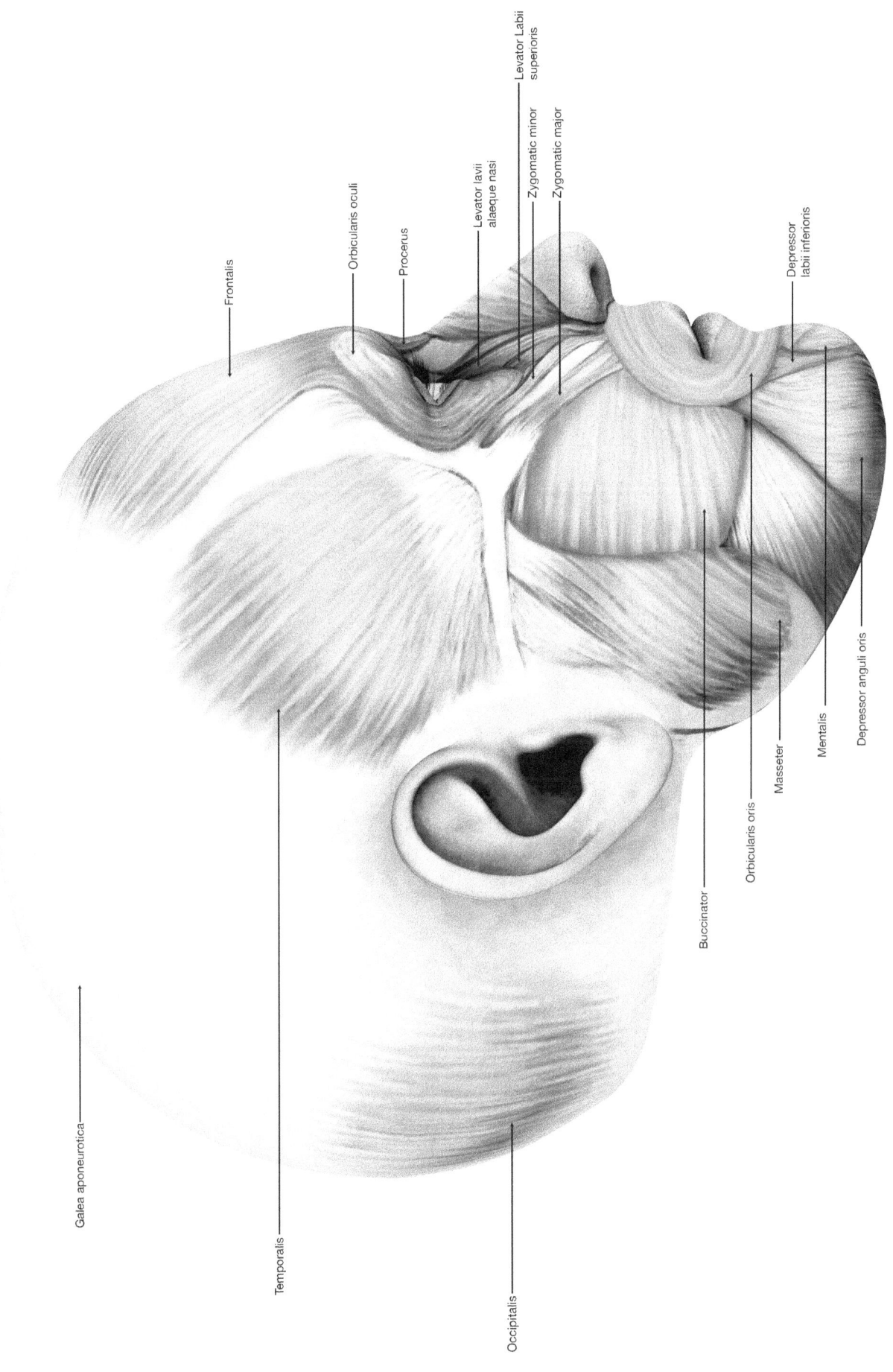

Galea aponeurotica

Frontalis

Orbicularis oculi

Procerus

Levator lavii alaeque nasi

Zygomatic minor

Levator Labii superioris

Zygomatic major

Depressor labii inferioris

Temporalis

Occipitalis

Buccinator

Orbicularis oris

Masseter

Mentalis

Depressor anguli oris

HEAD LATERAL MUSCLES

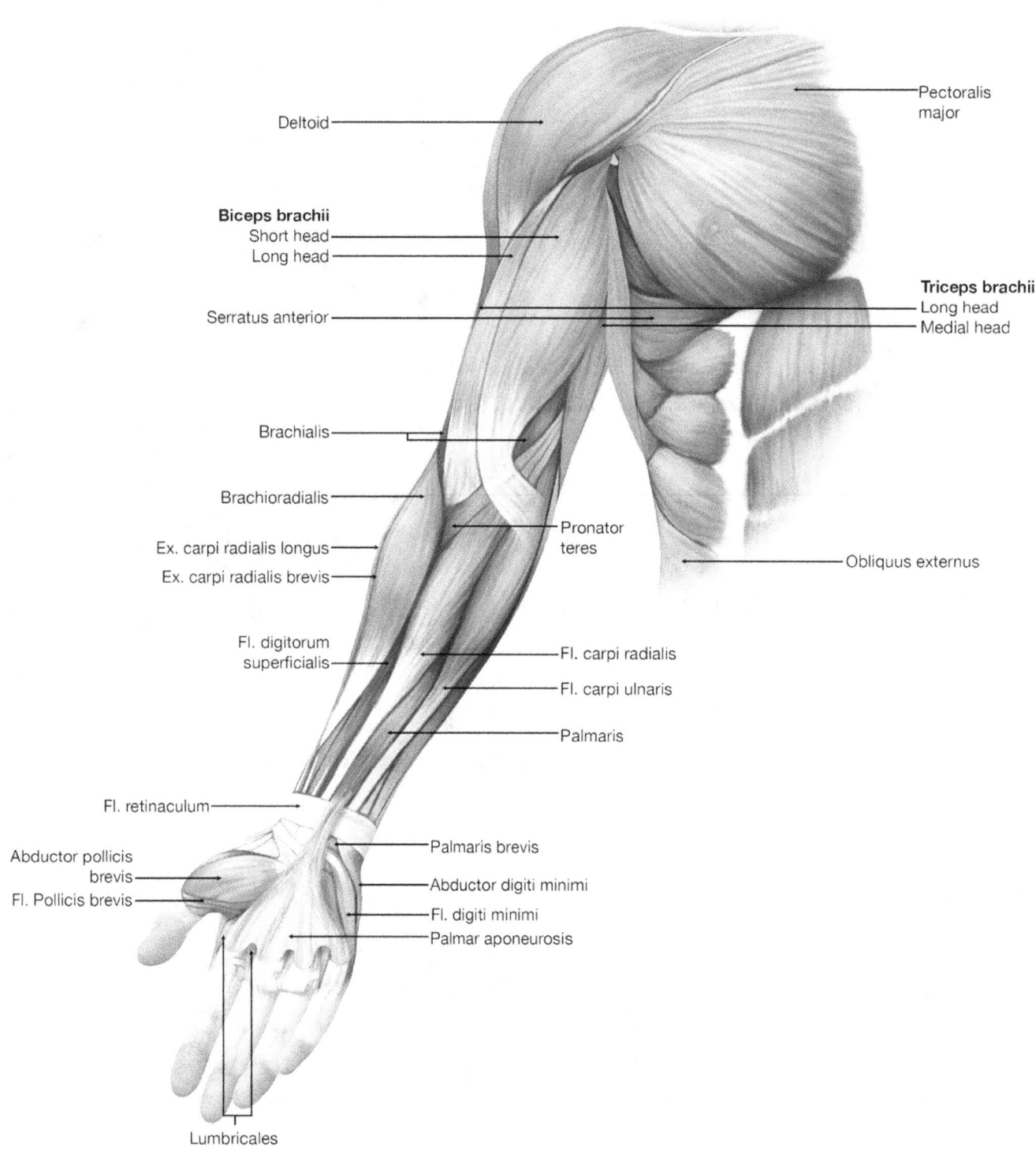

Deltoid

Biceps brachii
Short head
Long head

Serratus anterior

Brachialis

Brachioradialis

Ex. carpi radialis longus
Ex. carpi radialis brevis

Fl. digitorum
superficialis

Fl. retinaculum

Abductor pollicis
brevis
Fl. Pollicis brevis

Lumbricales

Pectoralis
major

Triceps brachii
Long head
Medial head

Obliquus externus

Pronator
teres

Fl. carpi radialis

Fl. carpi ulnaris

Palmaris

Palmaris brevis

Abductor digiti minimi

Fl. digiti minimi
Palmar aponeurosis

ARM ANTERIOR MUSCLES

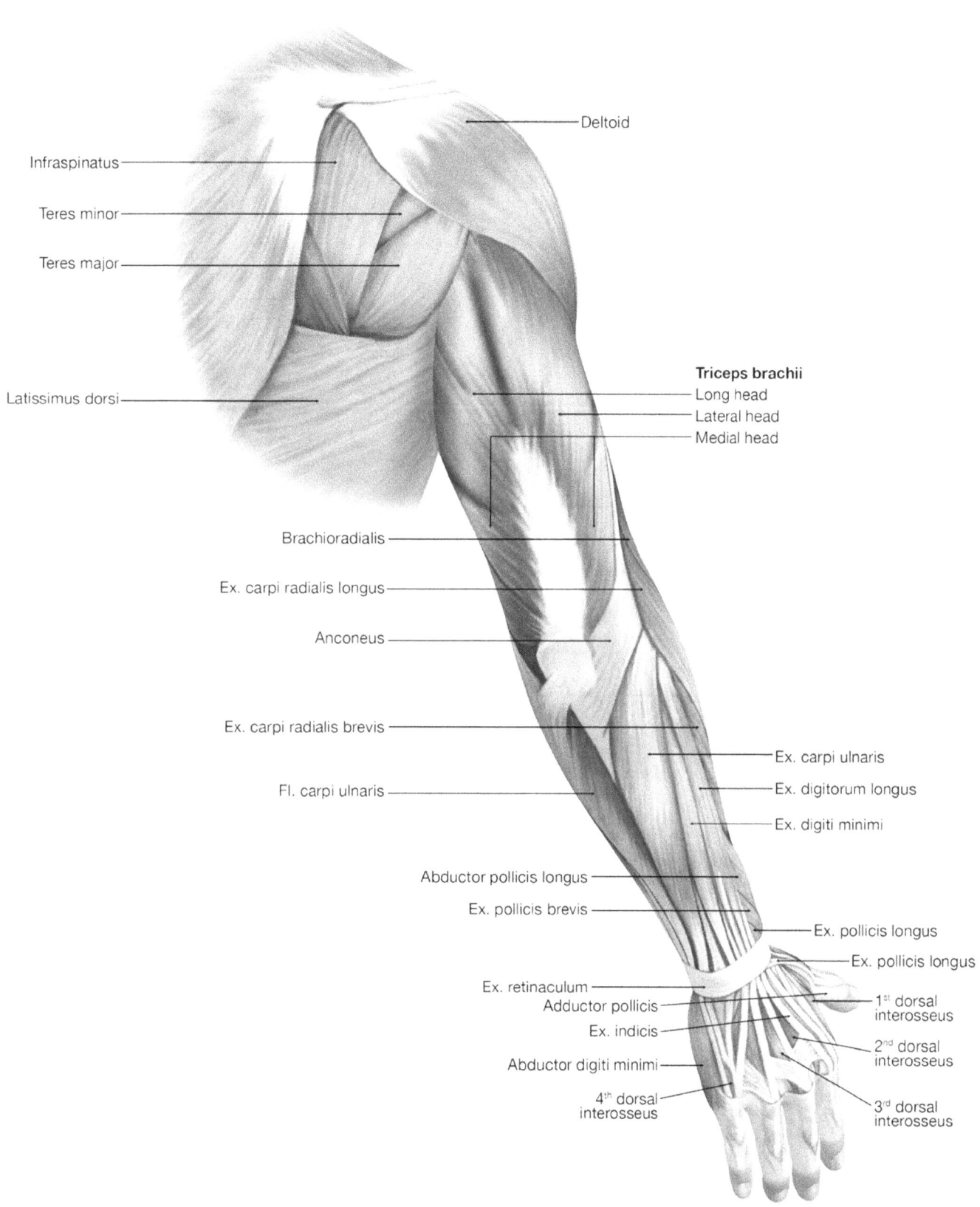

Infraspinatus

Teres minor

Teres major

Latissimus dorsi

Deltoid

Triceps brachii
Long head
Lateral head
Medial head

Brachioradialis

Ex. carpi radialis longus

Anconeus

Ex. carpi radialis brevis

Fl. carpi ulnaris

Ex. carpi ulnaris

Ex. digitorum longus

Ex. digiti minimi

Abductor pollicis longus

Ex. pollicis brevis

Ex. pollicis longus

Ex. pollicis longus

Ex. retinaculum

Adductor pollicis

Ex. indicis

Abductor digiti minimi

4th dorsal interosseus

1st dorsal interosseus

2nd dorsal interosseus

3rd dorsal interosseus

ARM POSTERIOR MUSCLES

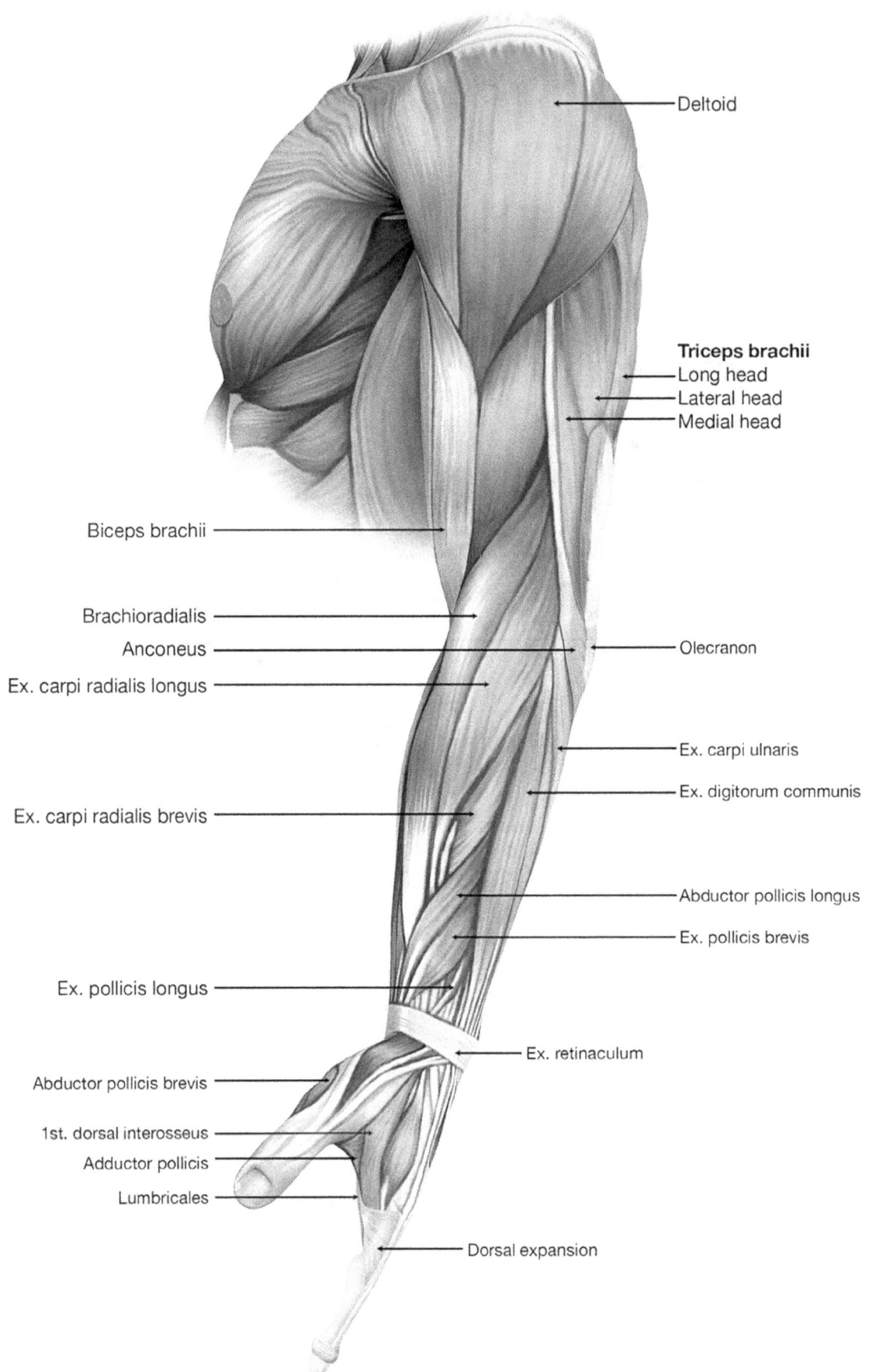

Deltoid

Triceps brachii
Long head
Lateral head
Medial head

Biceps brachii

Brachioradialis

Anconeus

Ex. carpi radialis longus

Olecranon

Ex. carpi ulnaris

Ex. digitorum communis

Ex. carpi radialis brevis

Abductor pollicis longus

Ex. pollicis brevis

Ex. pollicis longus

Ex. retinaculum

Abductor pollicis brevis

1st. dorsal interosseus

Adductor pollicis

Lumbricales

Dorsal expansion

ARM LATERAL MUSCLES

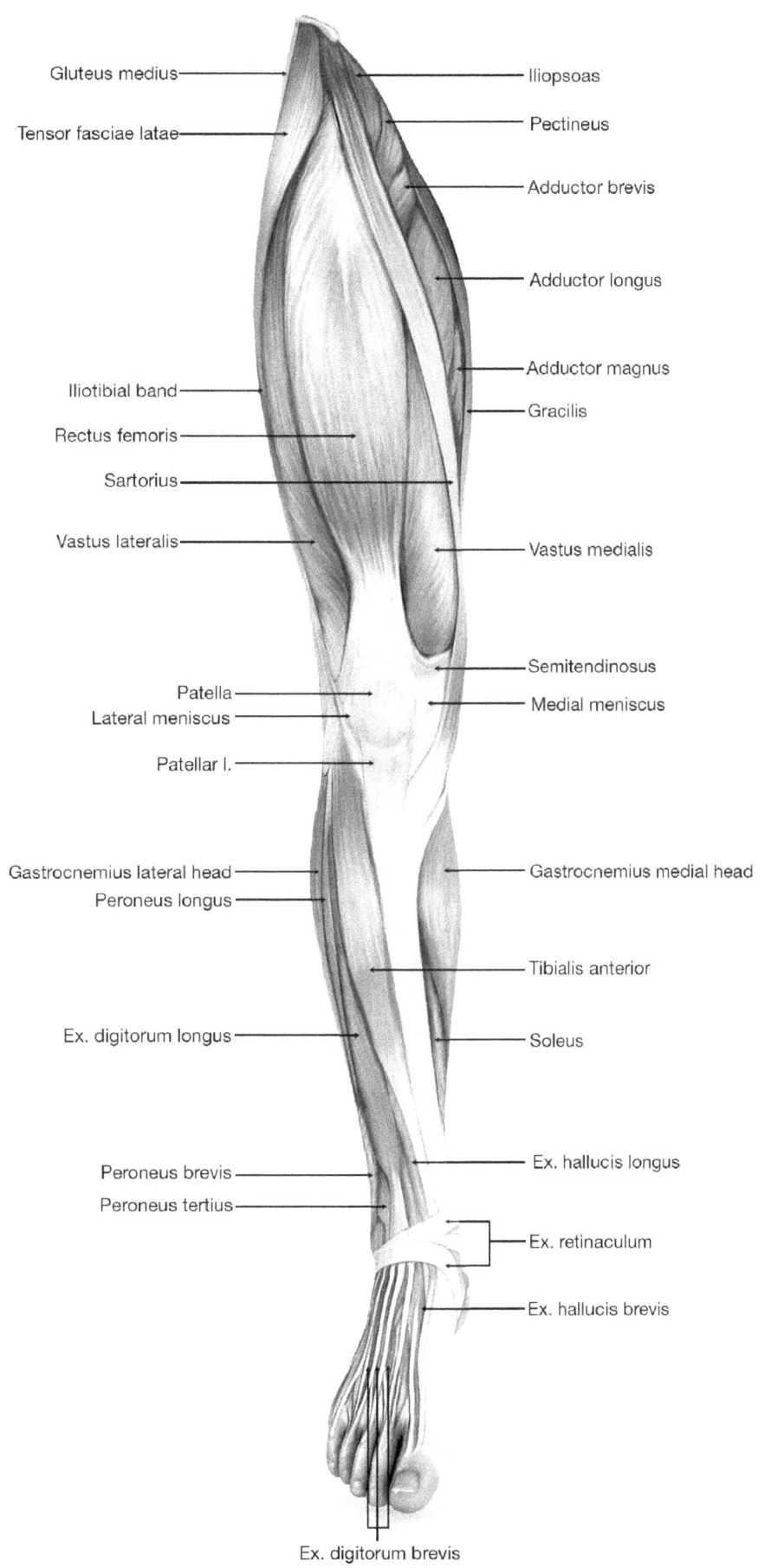

Gluteus medius

Tensor fasciae latae

Iliopsoas

Pectineus

Adductor brevis

Adductor longus

Adductor magnus

Iliotibial band

Gracilis

Rectus femoris

Sartorius

Vastus lateralis

Vastus medialis

Semitendinosus

Patella

Medial meniscus

Lateral meniscus

Patellar l.

Gastrocnemius lateral head

Gastrocnemius medial head

Peroneus longus

Tibialis anterior

Ex. digitorum longus

Soleus

Peroneus brevis

Ex. hallucis longus

Peroneus tertius

Ex. retinaculum

Ex. hallucis brevis

Ex. digitorum brevis

LEG ANTERIOR MUSCLES

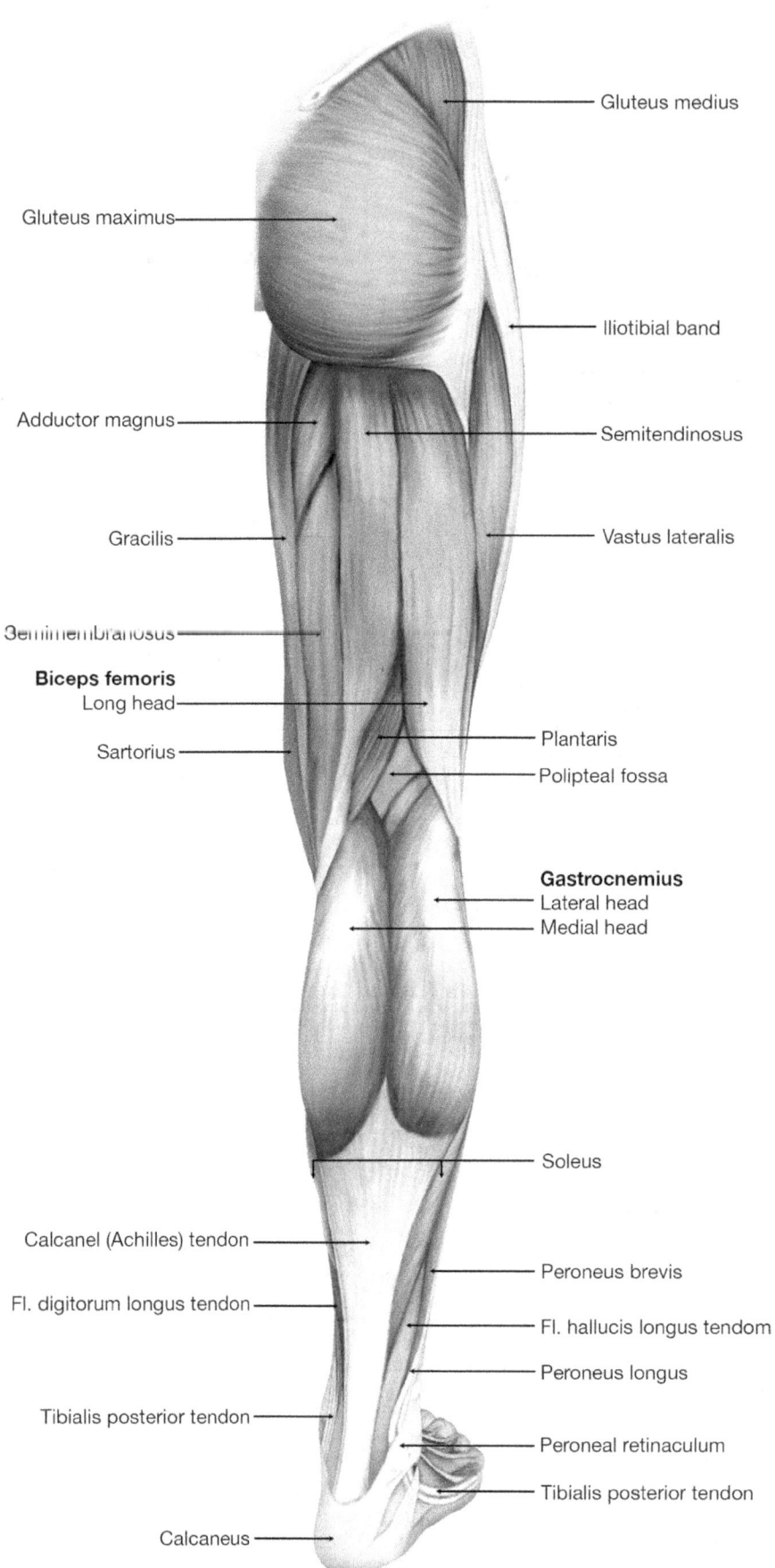

Gluteus medius

Gluteus maximus

Iliotibial band

Adductor magnus

Semitendinosus

Gracilis

Vastus lateralis

Зеmimembranosus

Biceps femoris
Long head

Plantaris

Sartorius

Polipteal fossa

Gastrocnemius
Lateral head
Medial head

Soleus

Calcanel (Achilles) tendon

Peroneus brevis

Fl. digitorum longus tendon

Fl. hallucis longus tendom

Peroneus longus

Tibialis posterior tendon

Peroneal retinaculum

Tibialis posterior tendon

Calcaneus

LEG POSTERIOR MUSCLES

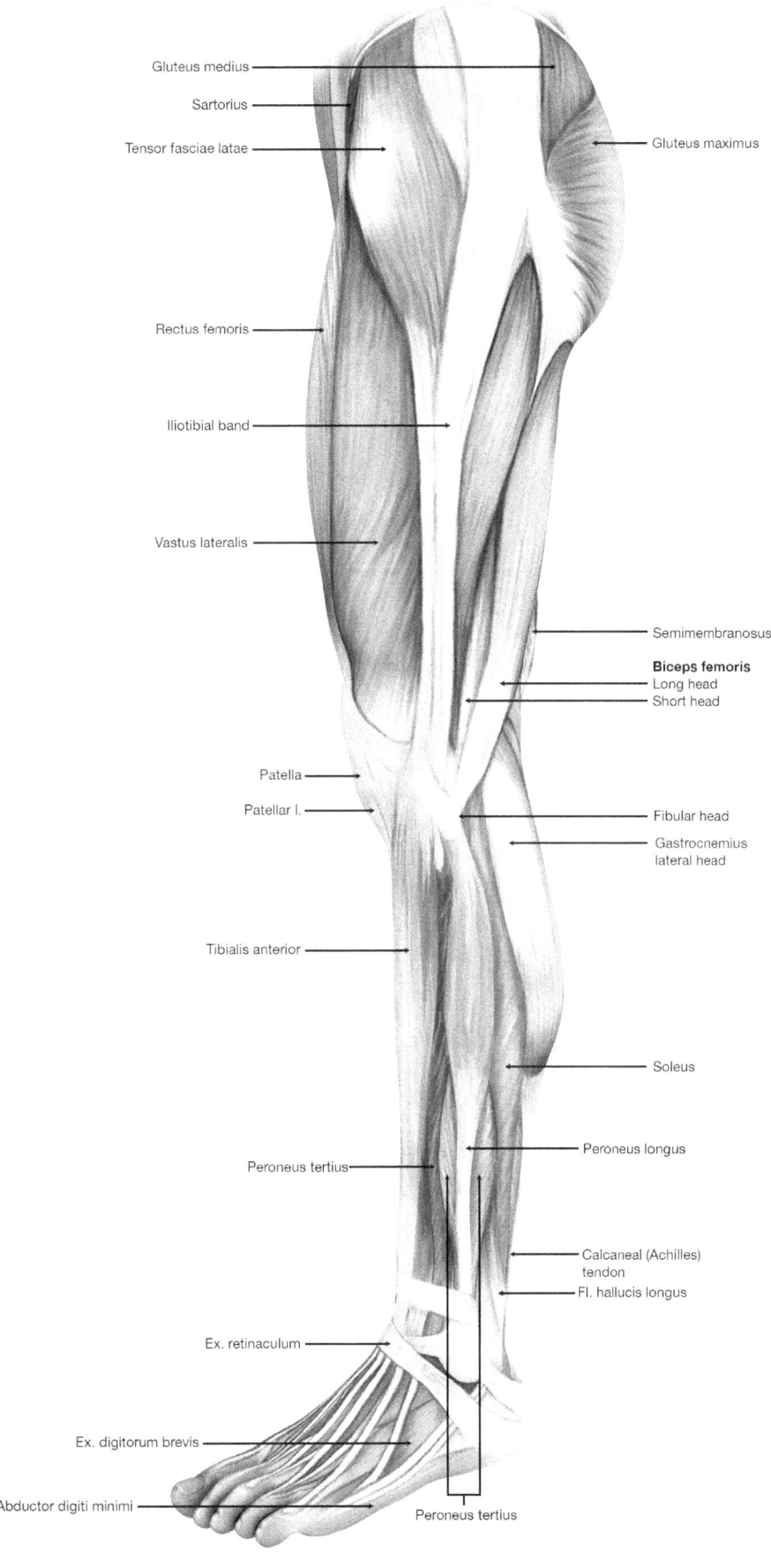

Gluteus medius

Sartorius

Tensor fasciae latae

Rectus femoris

Iliotibial band

Vastus lateralis

Patella

Patellar l.

Tibialis anterior

Peroneus tertius

Ex. retinaculum

Ex. digitorum brevis

Abductor digiti minimi

Gluteus maximus

Semimembranosus

Biceps femoris
Long head
Short head

Fibular head

Gastrocnemius
lateral head

Soleus

Peroneus longus

Calcaneal (Achilles)
tendon

Fl. hallucis longus

Peroneus tertius

LEG LATERAL MUSCLES

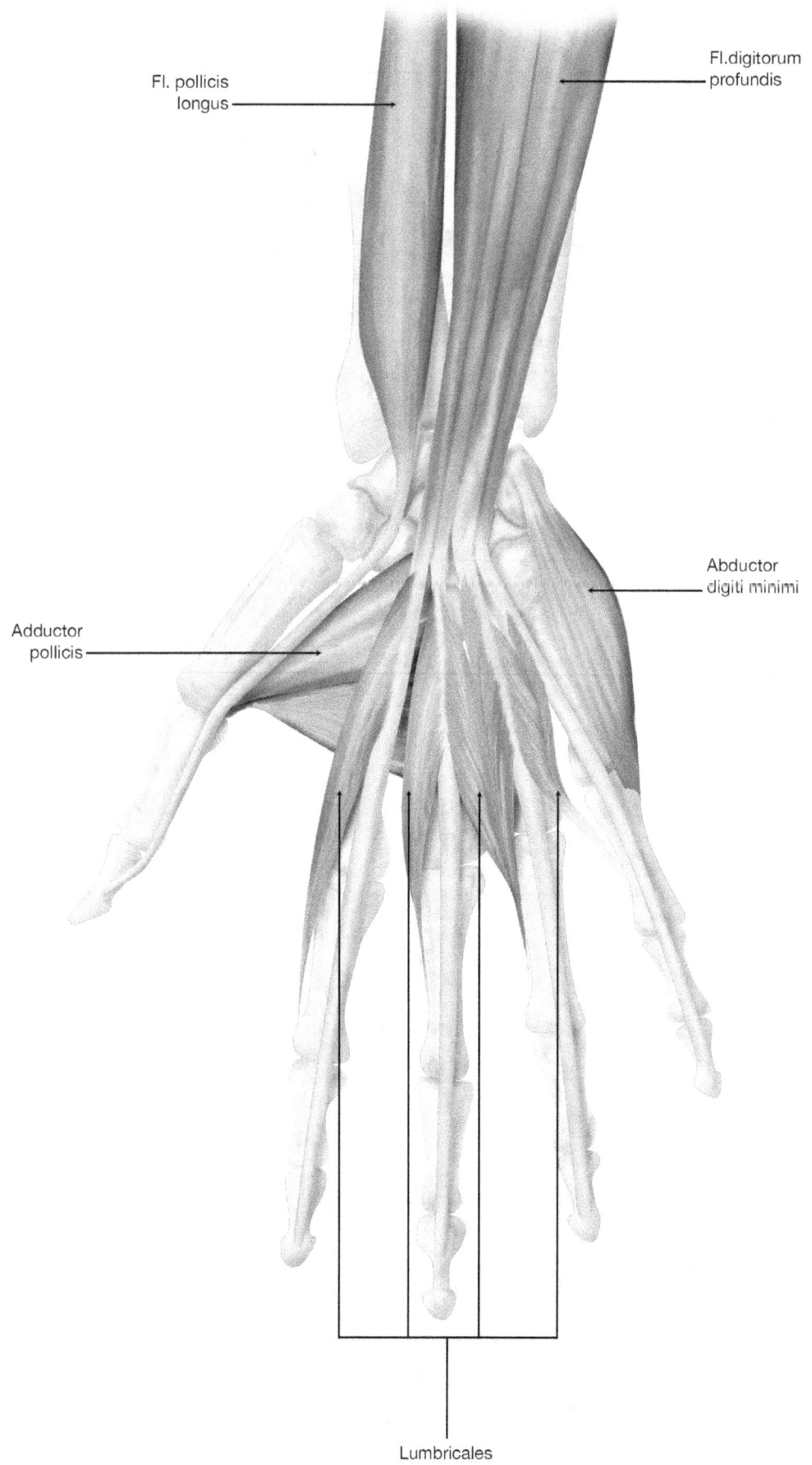

Fl. pollicis
longus

Fl.digitorum
profundis

Abductor
digiti minimi

Adductor
pollicis

Lumbricales

HAND PALMAR MUSCLES

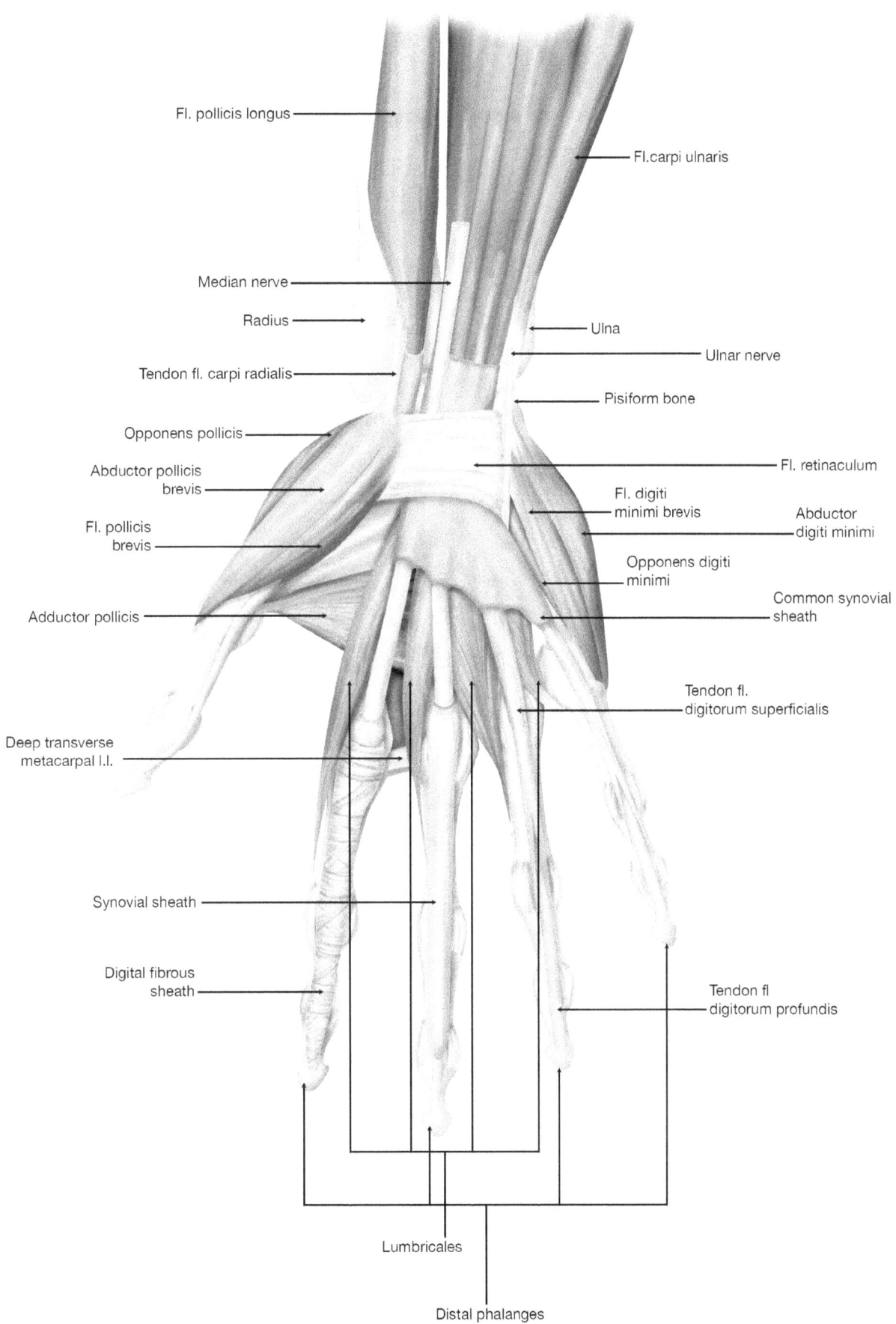

Fl. pollicis longus

Fl.carpi ulnaris

Median nerve

Radius

Ulna

Ulnar nerve

Tendon fl. carpi radialis

Pisiform bone

Opponens pollicis

Fl. retinaculum

Abductor pollicis brevis

Fl. digiti minimi brevis

Abductor digiti minimi

Fl. pollicis brevis

Opponens digiti minimi

Adductor pollicis

Common synovial sheath

Tendon fl. digitorum superficialis

Deep transverse metacarpal l.l.

Synovial sheath

Digital fibrous sheath

Tendon fl digitorum profundis

Lumbricales

Distal phalanges

HAND ANTERIOR MUSCLES

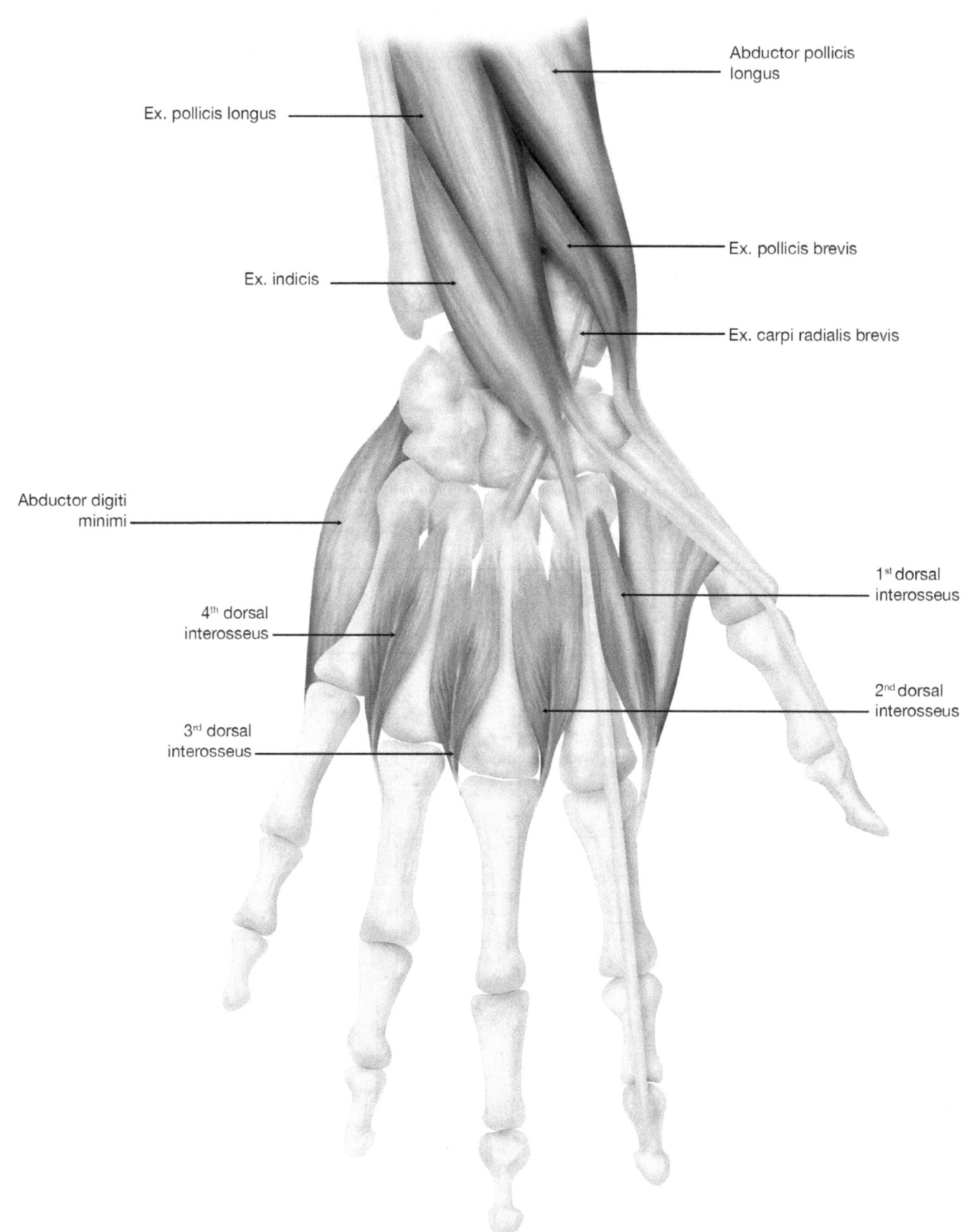

Abductor pollicis longus

Ex. pollicis longus

Ex. pollicis brevis

Ex. indicis

Ex. carpi radialis brevis

Abductor digiti minimi

1st dorsal interosseus

4th dorsal interosseus

2nd dorsal interosseus

3rd dorsal interosseus

HAND ANTERIOR MUSCLES

PAGE | 17

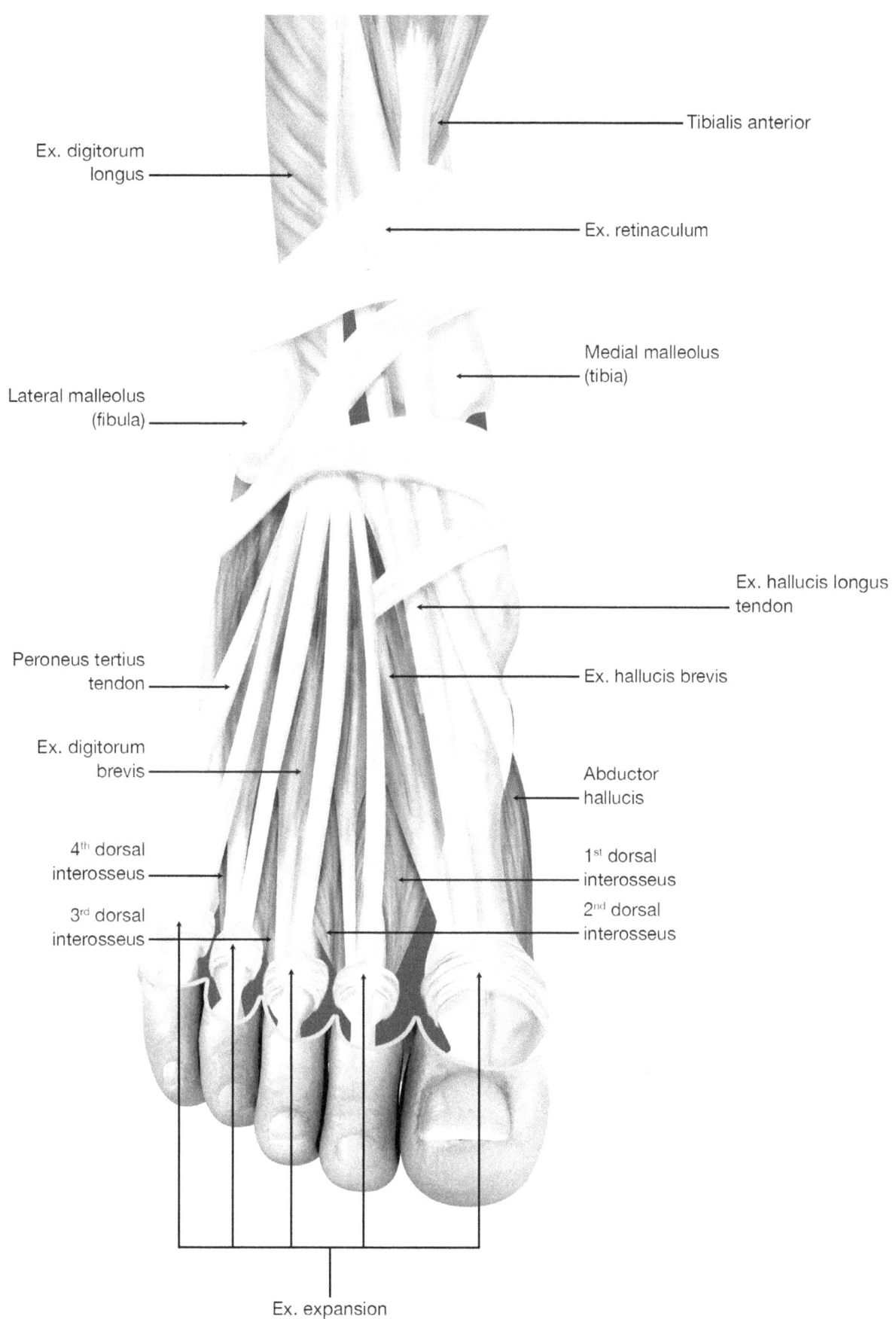

Ex. digitorum longus

Tibialis anterior

Ex. retinaculum

Lateral malleolus (fibula)

Medial malleolus (tibia)

Ex. hallucis longus tendon

Peroneus tertius tendon

Ex. hallucis brevis

Ex. digitorum brevis

Abductor hallucis

4th dorsal interosseus

1st dorsal interosseus

3rd dorsal interosseus

2nd dorsal interosseus

Ex. expansion

FOOT ANTERIOR MUSCLES

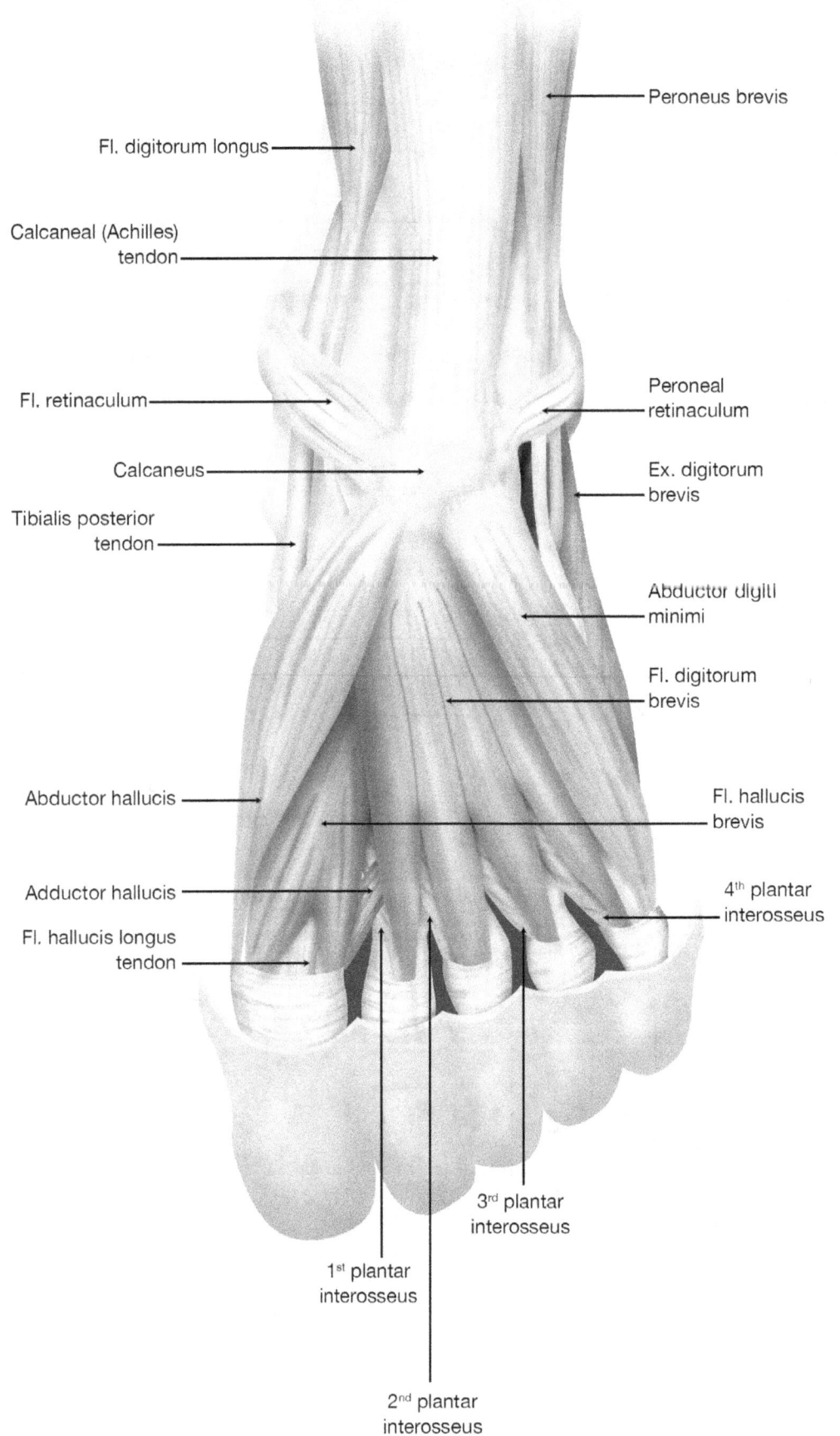

Peroneus brevis

Fl. digitorum longus

Calcaneal (Achilles) tendon

Fl. retinaculum

Peroneal retinaculum

Calcaneus

Ex. digitorum brevis

Tibialis posterior tendon

Abductor digiti minimi

Fl. digitorum brevis

Abductor hallucis

Fl. hallucis brevis

Adductor hallucis

4ᵗʰ plantar interosseus

Fl. hallucis longus tendon

3ʳᵈ plantar interosseus

1ˢᵗ plantar interosseus

2ⁿᵈ plantar interosseus

FOOT PLANTER MUSCLES

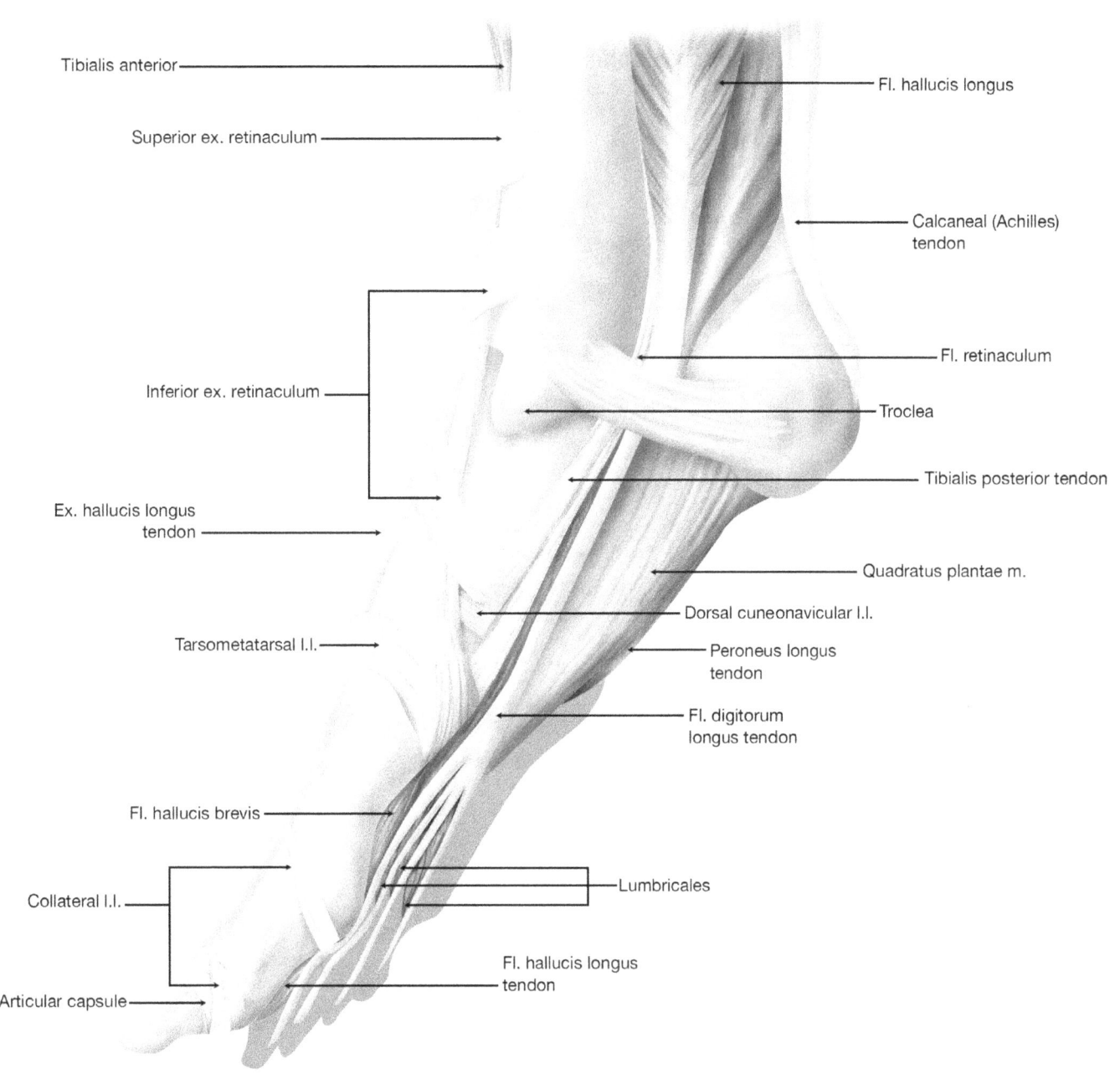

Tibialis anterior

Superior ex. retinaculum

Inferior ex. retinaculum

Ex. hallucis longus tendon

Tarsometatarsal l.l.

Fl. hallucis brevis

Collateral l.l.

Articular capsule

Fl. hallucis longus

Calcaneal (Achilles) tendon

Fl. retinaculum

Troclea

Tibialis posterior tendon

Quadratus plantae m.

Dorsal cuneonavicular l.l.

Peroneus longus tendon

Fl. digitorum longus tendon

Lumbricales

Fl. hallucis longus tendon

FOOT MEDIAL MUSCLES

ABOUT THE AUTHOR

Our goal at Pamphlet books is to create content and illustrations that is very realistic, visually precise that communicate complex medical information that help educate medical students, medical professional and the general public.

www.ingramcontent.com/pod-product-compliance
Lightning Source LLC
Chambersburg PA
CBHW081319180526
45170CB00007B/2780